ÉTUDE

SUR

LE PHOSPHORE

ÉCOLE SUPÉRIEURE DE PHARMACIE.

ADMINISTRATEURS.

MM. BUSSY, directeur;
CHATIN, professeur titulaire;
CHEVALLIER, professeur titulaire.

PROFESSEUR HONORAIRE.

M. CAVENTOU.

PROFESSEURS.

MM.	BUSSY.	Chimie inorganique.
	BERTHELOT.	Chimie organique.
	LECANU.	Pharmacie.
	CHEVALLIER.	Pharmacie.
	CHATIN.	Botanique.
	A. MILNE EDWARDS.	Zoologie.
	N.	Toxicologie.
	BUIGNET.	Physique.
	PLANCHON.	Histoire naturelle des médicaments.

PROFESSEURS DÉLÉGUÉS DE LA FACULTÉ DE MÉDECINE.

MM. BOUCHARDAT.
GAVARRET.

AGRÉGÉS.

MM. LUTZ.
L. SOUBEIRAN.
RICHE
BOUIS.

MM. GRASSI.
BAUDRIMONT.
DUCOM.

NOTA. — *L'École ne prend sous sa responsabilité aucune des opinions émises par les candidats.*

ÉCOLE SUPÉRIEURE DE PHARMACIE DE PARIS.

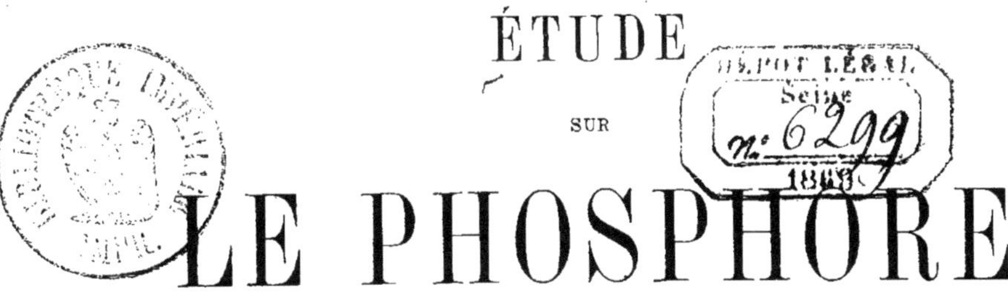

ÉTUDE SUR LE PHOSPHORE

THÈSE

PRÉSENTÉE ET SOUTENUE A L'ÉCOLE DE PHARMACIE

Le *août* 1869

Pour obtenir le diplôme de pharmacien de première classe

PAR

Paul GREZ,

Né à Marolles-les-Braux (Sarthe),

Interne lauréat des hôpitaux et hospices civils de Paris.

PARIS

IMPRIMÉ PAR CH. MEYRUEIS

RUE CUJAS, 13

1869

A MON PÈRE, A MA MÈRE

A MES PARENTS

A MES AMIS

A M. PERSONNE,

Chef des travaux chimiques de l'École de pharmacie,
Pharmacien en chef de la Pitié.

A mes Chefs de service dans les hôpitaux :

M. LE Dr FRÉMY,

Médecin de l'Hôtel-Dieu,
Chevalier de la Légion d'honneur.

M. LE Dr BEHIER,

Membre de l'Académie de Médecine,
Professeur de clinique à la Faculté de Médecine,
Médecin de l'Hôtel-Dieu,
Officier de la Légion d'honneur.

M. LE Dr VOILLEMIER,

Agrégé libre à la Faculté de Médecine,
Chirurgien de l'Hôtel-Dieu,
Officier de la Légion d'honneur.

M. LE Dr BROCA,

Membre de l'Académie de Médecine,
Professeur de clinique à la Faculté de Médecine,
Chirurgien de la Pitié,
Chevalier de la Légion d'honneur.

PRÉPARATIONS

CHIMIQUES.	PHARMACEUTIQUES.
Sous-acétate de plomb liquide.	Teinture de rhubarbe.
Carbonate de plomb.	Vin de rhubarbe.
Iodure de plomb.	Électuaire de rhubarbe composé.
Bismuth purifié.	Sirop de rhubarbe.
Sous-nitrate de bismuth.	Extrait alcoolique de rhubarbe.

HISTOIRE

CHIMIQUE ET TOXICOLOGIQUE

DU PHOSPHORE.

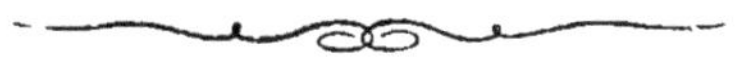

HISTORIQUE.

Le phosphore, dont le nom (Φῶς-φέρω, porte lumière) rappelle la propriété curieuse que possède ce corps simple de luire dans l'obscurité, fut découvert, en 1669, par Brandt, négociant de Hambourg.

Tout occupé de la recherche de la pierre philosophale, ou de l'art de convertir les métaux vils en métaux précieux, espérant ainsi réparer les désastres de sa fortune, Brandt s'était imaginé qu'en ajoutant de l'extrait d'urine aux métaux dont il voulait opérer la transformation, il réussirait plus sûrement dans son entreprise. Au lieu d'obtenir ce qu'il cherchait, il trouva un corps nouveau doué de propriétés singulières : c'était le phosphore, découverte capitale, qui, si elle ne l'enrichit pas, le sauva de l'oubli.

Kunckel, professeur de chimie à Wittemberg, qui se trouvait par hasard à Hambourg, ayant appris la découverte de Brandt, se mit en rapport avec lui, et fit tous ses efforts pour lui arracher le secret de la préparation de ce corps extraordinaire; mais il ne put rien obtenir. Il écrivit alors à un de ses amis, Krafft, conseiller de l'électeur de Saxe, qui s'occupait de chimie, pour lui apprendre cette importante nouvelle. Celui-ci, sans lui répondre, accourut aussitôt à Hambourg, et acheta le secret pour 200 thalers, avec la condition expresse que Brandt ne le communiquerait jamais à Kunckel.

De retour à Wittemberg, Kunckel fit de nouvelles instances auprès de Brandt, qui lui apprit qu'il avait traité avec Krafft, moyennant le plus profond silence.

Kunckel, indigné de la conduite de son ami, résolut alors de chercher ce singulier corps. Sachant seulement que Brandt employait de l'urine, il se mit à l'œuvre, et, après de longues recherches, parvint à en retirer du phosphore, et communiqua son procédé à plusieurs personnes, et, entre autres, à Homberg, devant lequel il fit l'opération, en 1679.

On oublia rapidement Brandt, qui avait fait mystère de son procédé, et le nom de phosphore de Kunckel, qui a été conservé presque jusqu'à nos jours, prouve que la reconnaissance publique se porta sur ce chimiste laborieux, qui avait publié son procédé.

A la même époque, l'illustre Boyle retira aussi du phosphore de l'urine, après en avoir vu un morceau que Krafft avait apporté à Londres pour le faire voir au roi. Ayant appris de Krafft lui-même que la principale matière de son phosphore était quelque chose qui appartenait au corps humain, il parvint, après bien des tentatives, à obtenir de petits morceaux de phosphore auxquels il donna le nom de phosphore glacial. Il publia son procédé en 1680, et pendant longtemps son préparateur, Godfrey Hankwitz, chimiste apothicaire de Londres, fit le commerce du phosphore, qu'il préparait en grand ; aussi, ce corps fut-il appelé phosphore d'Angleterre.

Jusqu'en 1737, la fabrication du phosphore ne cessa d'être regardée comme un mystère. A cette époque, vint à Paris un étranger qui s'offrit à donner un procédé qui avait un résultat constant. Il l'exécuta, avec un plein succès, dans le laboratoire du Jardin des Plantes, devant une Commission de l'Académie des Sciences. Hellot publia ce procédé dans les *Mémoires de l'Académie* en 1737, et Rouelle l'exécuta publiquement dans son cours la même année.

Ce procédé, qui valut à son auteur une récompense du gouvernement, consistait à évaporer à siccité de l'urine putréfiée, à chauffer au rouge le résidu, qu'on lavait ensuite pour en isoler les substances salines, puis à le faire sécher et à le soumettre, dans des cornues de grès, à une forte calcination. Ce procédé, long et pénible, ne donnait guère plus de 96 grammes de phosphore pour 1,000 litres d'urine.

En 1743, Marggraf proposa une modification à ce procédé, qui consistait à ajouter un sel de plomb à l'extrait d'urine. Malgré cela, on n'obtenait que de très-petites quantités de phosphore : aussi était-il d'un prix très-élevé et ne se trouvait-il que dans les laboratoires des principaux chimistes.

Enfin Gahn, chimiste suédois, ayant montré que tous les os des animaux contenaient de grandes quantités d'acide phosphorique, il ne tarda pas à publier avec Scheele, son compatriote et son ami, un procédé facile d'extraire le phosphore de la cendre de ces matières. C'est même ce procédé, modifié et perfectionné par des chimistes français, que l'on suit aujourd'hui dans les fabriques de produits chimiques.

État naturel du phosphore.

On voit, d'après ce qui précède, que l'urine et les os renferment du phosphore. Il en existe également, dans presque toutes les parties du corps des animaux, dans la substance cérébrale, dans les nerfs. dans la laitance, dans le foie, dans les œufs de poisson et des oiseaux, dans certains mollusques, tels que les huîtres, dans les éponges et aussi dans la fibre musculaire des animaux parfaits, et enfin dans la plus grande partie des substances congénères de l'albumine.

Il y a peu de végétaux dont les cendres ne contiennent du phosphore sous forme saline.

Cette profusion du phosphore dans l'économie vivante prouve que la nature brute doit en être abondamment pourvue. Dans l'Estramadure, dans le nord de la France, et surtout dans les Ardennes, on en trouve des masses immenses sous forme de phosphate de chaux. On ne le trouve jamais dans la nature à l'état de liberté : sa grande affinité pour l'oxygène s'y oppose.

PROPRIÉTÉS PHYSIQUES.

A l'état pur, le phosphore est un corps solide ayant toutes les apparences de la cire. Il en possède, en effet, la demi-transparence, la couleur et la mollesse.

Il exhale une odeur alliacée très-prononcée.

Le phosphore du commerce n'est jamais cristallisé; on peut cependant l'obtenir à cet état, si après l'avoir dissous dans le sulfure de carbone on fait évaporer cette dissolution. Sa forme cristalline est le dodécaèdre rhomboïdal.

A l'état solide, il a pour densité 1,83; fond à 44°; bout à 290°; sa vapeur est incolore et a pour densité 4,3.

Le phosphore est insoluble dans l'eau, mais il se dissout dans les essences, dans les corps gras, et surtout dans le sulfure de carbone.

En pharmacie, on met à profit la solubilité du phosphore dans les corps gras, pour préparer une pommade et une huile phosphorée.

On peut réduire le phosphore en poudre impalpable, en le fondant dans une solution d'urée, et en agitant le liquide jusqu'à complet refroidissement; à défaut d'urée, on pourrait employer une solution de gomme ou de dextrine.

Le phosphore luit dans l'obscurité; ce phénomène de la phosphorescence a beaucoup attiré l'attention des chimistes.

Berzélius l'a attribué à la vaporisation du phosphore, et M. Marchand, a confirmé l'opinion de ce savant chimiste.

Pour lui, le phosphore luit dans les gaz exempts d'oxygène, dans l'azote, dans l'hydrogène, et même dans le vide barométrique, tant que l'espace n'est pas saturé de vapeurs. D'après les expériences de M. Schrœtter, il semble que le phosphore ne luit que lorsqu'il s'oxyde, et qu'il ne luit dans l'oxygène et dans l'azote qu'à la condition que ces gaz contiennent des traces d'oxygène. Mais on sait que le phosphore cesse de luire dans l'oxygène pur, à la pression ordinaire et qu'il suffit de diminuer la pression, pour voir apparaître les lueurs. On sait, de même, qu'un grand nombre de substances, telles que l'alcool, l'éther, l'acide sulfureux empêchent le phénomène de se produire. Il y a là des particularités qui ne sont pas expliquées et la cause du phénomène est encore obscure.

États allotropiques du phosphore.

Le phosphore peut affecter diverses modifications physiques, désignées sous le nom d'états allotropiques.

Conservé dans des vases exposés à la lumière diffuse, le phosphore devient opaque, sa surface se recouvre d'un enduit blanchâtre qui constitue le phosphore blanc.

M. Pelouze considérait ce corps comme un hydrate. M. H. Rose fit voir que l'eau n'y était qu'interposée, et crut reconnaître dans ce corps un état moléculaire, particulier du phosphore normal.

Mülder y trouva un mélange d'oxyde de phosphore et d'hydrogène phosphoré.

Enfin quelques chimistes ont pensé que ce n'était autre chose que du phosphore pur, divisé spontanément en une multitude de petites parcelles présentant une apparence cristalline.

M. E. Baudrimont, dans le but de déterminer la nature du phosphore blanc, a exécuté une série d'expériences qui lui ont permis de résoudre complétement la question.

Il a montré que le phosphore blanc n'était ni un hydrate, ni un état allotropique du phosphore normal, qu'il n'était pas non plus un passage de l'état amorphe à l'état cristallin, et qu'il ne prenait naissance que sous l'influence prolongée de l'eau aérée.

Il en a conclu que le phosphore blanc était du phosphore ordinaire, irrégulièrement corrodé à sa surface, et dépoli pour ainsi dire par l'action comburante de l'air dissous dans l'eau, action que la lumière accélère, et qui cesse quand le fluide aqueux ne renferme plus d'oxygène.

Si, au lieu d'abandonner le phosphore à la lumière diffuse, on le laisse exposé à l'action de la lumière solaire, sa surface devient rapidement rouge, cette matière rouge est une modification purement physique du phosphore; elle se produit également dans le vide, dans les gaz qui sont sans action chimique sur le phosphore, et porte le nom de phosphore rouge ou de phosphore amorphe.

M. Schrœtter de Vienne, auquel on doit la découverte du phosphore rouge, a donné, en 1848 un procédé pour obtenir facilement ce corps qui consiste à chauffer le phosphore ordinaire à une température de 230 à 250° à l'abri du contact de l'air.

Dans ce nouvel état, le phosphore est amorphe, rouge-brun en masse, et rouge-écarlate quand il est divisé. Il est insoluble dans le sulfure de carbone qui dissout si facilement le phosphore normal; ce qui permet de les séparer. Sa densité est 1,96. Sa chaleur spécifique est 0,1668, tandis que celle du phosphore ordinaire est de 0,174. Il ne fond qu'à 250 et à 260°, il repasse à l'état de phosphore normal.

Le phosphore rouge possède des affinités beaucoup plus faibles que le phosphore ordinaire, il n'a pas l'odeur fétide de ce dernier, il est inaltérable à l'air, ne répand aucune lueur dans l'obscurité et ne commence à émettre de faibles lueurs que vers 200°.

M. Personne a montré que le phosphore rouge, le plus pur, s'acidifiait peu à peu sous l'influence de l'air et passait à l'état d'acide phosphoreux, qui, étant très-avide d'eau, donnait au phosphore rouge la propriété facheuse d'être hygroscopique.

Enfin, il est sans action sur l'économie animale, et on a pu l'administrer à la dose de 50 gr. à des chiens sans produire le moindre accident.

La lumière et la chaleur ne sont pas les seuls agents capables de faire éprouver au phosphore cette singulière transformation. Dans les réactions chimiques, presque toujours une partie du phosphore se change en phosphore rouge. De même si on ajoute un peu d'iode à une solution de phosphore dans le sulfure de carbone et qu'on abandonne le tout à l'évaporation spontanée, le résidu traité par l'eau renferme du phosphore rouge. Cette action de l'iode sur le phosphore a été observée par M. Émile Kopp, auquel on doit les premières indications sur l'existence de cette curieuse modification du phosphore.

Dans l'industrie, où la préparation du phosphore rouge est devenue d'une grande importance, par suite de son emploi dans la préparation des allumettes, on le prépare en soumettant à l'action de la chaleur de grandes quantités de phosphore. Au moyen d'un nouveau fourneau inventé par MM. Coignet de Lyon, on transforme facilement, à la fois, plusieurs centaines de kilog. de phosphore ordinaire; après le refroidissement on trouve dans l'appareil une masse rouge-brun : on la détache, puis on la broie, on traite alors cette poudre par le sulfure de carbone, puis on la fait bouillir avec une dissolution de potasse, on n'a plus ensuite qu'à la laver, puis à la faire sécher.

M. Thénard, en refroidissant subitement du phosphore qui avait été purifié par un grand nombre de distillations successives, a obtenu une masse noire qui est encore une modification physique du phosphore, car, chauffé de nouveau et refroidi lentement, ce phosphore noir reprend son état primitif.

PROPRIÉTÉS CHIMIQUES.

Combinaisons du phosphore avec l'oxygène.

Le phosphore possède une affinité pour l'oxygène telle, qu'on est obligé pour le conserver, de le tenir plongé dans l'eau. Une particularité de l'eau, qui a été en contact avec du phosphore, est de lancer des éclairs quand on l'agite dans l'obscurité ; cette propriété est due à une multitude de petites parcelles de phosphore suspendues dans le liquide qui, par l'agitation, se combinent avec l'oxygène de l'air.

De même, la réaction acide qu'offre presque toujours ce liquide, est due à un acide soluble dans l'eau, produit par l'action de l'oxygène dissous dans l'eau sur le phosphore.

Abandonné au contact de l'air, le phosphore nous offre des particularités curieuses ; à la température ordinaire, il répand d'épaisses vapeurs blanches, d'odeur alliacée, lumineuses dans l'obscurité.

Cette propriété est due à une combustion lente du phosphore dont le résultat est la formation de deux acides qui s'exhalent sous forme de fumées blanches, en condensant la vapeur aqueuse de l'air. Ces acides sont : l'acide phosphoreux et l'acide phosphorique. L'oxydation du phosphore à l'air est accompagnée d'un dégagement de chaleur, qui quelquefois peut fondre et enflammer le phosphore. Aussi, si l'on veut se procurer une certaine quantité du produit acide de la combustion lente du phosphore, doit-on isoler avec soin les bâtons de phosphore, l'oxydation peut alors se continuer aussi longtemps qu'il reste de l'oxygène, et lorsque celui-ci est en excès, le phosphore finit par disparaître et se convertir en un liquide acide, connu autrefois sous le nom d'acide phosphatique, mais qui, en réalité n'est qu'un mélange d'acide phosphoreux et phosphorique.

L'oxydation du phosphore à l'air est d'autant plus énergique qu'il offre une plus large surface à l'action de l'oxygène. Ainsi, lorsqu'on fait tomber sur du papier une solution de phosphore dans le sulfure de carbone, aujourd'hui connue sous le nom de *feu fenian*, l'évaporation laisse sur le papier du phosphore très-divisé qui s'enflamme immédiatement.

Le moindre frottement suffit pour enflammer le phosphore, aussi le maniement de ce corps dans l'air est-il très-dangereux; si on le tenait longtemps dans les doigts, la chaleur de la main suffirait pour l'enflammer et on courrait les risques d'être brûlé très-profondément. Aussi ne doit-on le manier qu'avec beaucoup de précautions, et avoir soin de le refroidir souvent en le plongeant dans l'eau.

Chauffé à 60°, le phosphore s'enflamme et brûle en répandant une vive lumière et des fumées blanches épaisses d'acide phosphorique. Dans l'oxygène pur, le phosphore brûle avec un éclat incomparable. Cette combustion se produit même au milieu de l'eau, avec production d'une quantité notable de phosphore rouge. Cette expérience fort curieuse montre, que lorsque deux corps ont des affinités énergiques, la combinaison, et par suite la production de chaleur et de lumière, a lieu aussi bien sous l'eau que dans l'air, et que dans ce cas, l'eau est impuissante à éteindre le feu.

L'acide phosphorique résultant de la combustion vive du phosphore est anhydre, il se présente sous la forme de flocons blancs très-légers qui, au contact de l'air, se liquéfient rapidement. Projeté dans l'eau, cet acide s'y combine en faisant entendre un sifflement qui témoigne de l'énergie de la réaction.

Cette affinité puissante de l'acide phosphorique anhydre pour l'eau, est mise journellement à profit dans les laboratoires pour dessécher les gaz, et pour déshydrater les matières organiques. On le prépare en assez grande quantité au moyen d'un appareil proposé par M. Delalande, qui consiste à faire brûler du phosphore dans un courant d'air continu. C'est, de tous les acides du phosphore, le plus stable.

Cet acide phosphorique anhydre, peut s'unir à l'eau en diverses proportions, et former autant d'acides différents par leurs propriétés et leur composition.

Clark, chimiste anglais, avait remarqué que le phosphate de soude ordinaire précipitait en jaune une solution de nitrate d'argent, et donnait avec ce même sel un précipité blanc, quand il avait été calciné. Pour expliquer cette anomalie apparente, il introduisit dans la science l'idée d'isomérie, d'après laquelle deux corps formés des mêmes éléments, unis dans les mêmes proportions, peuvent néanmoins offrir des propriétés différentes. Cependant les expériences de Clark étaient inexactes. M. Graham démontra, par des expériences rigoureuses, que le phosphate de soude ordinaire, ainsi que l'acide phosphorique n'ont pas la même composition avant et après la calcination ; ce qui explique la différence de leur action sur le sel d'argent. Dans son admirable travail sur les hydrates de l'acide phosphorique, il montra que, suivant que l'acide anhydre se combinait avec une, deux ou trois molécules d'eau, il formait ainsi autant d'acides différents par leurs propriétés et leur composition, que l'on connaît sous le nom d'acide métaphosphorique, pyrophosphorique et phosphorique ordinaire, et qui ont pour composition :

PhO^5, HO, acide métaphosphorique.
$PhO^5, 2HO$, » pyrophosphorique.
$PhO^5, 3HO$, » phosphorique ordinaire.

Dans ces trois acides, l'eau joue le rôle de base : l'acide métaphosphorique, qui ne renferme qu'une molécule d'eau, est monobasique; l'acide pyrophosphorique, qui en renferme deux, est bibasique, tandis que l'acide phosphorique ordinaire, qui en renferme trois, est tribasique.

Comme dans la nature, et surtout dans les recherches toxicologiques, on rencontre souvent l'acide phosphorique ordinaire, je vais exposer rapidement ses principales propriétés chimiques.

Cet acide, que l'on prépare en faisant agir de l'acide azotique sur du phosphore, forme des cristaux transparents déliquescents.

L'acide tri-hydraté se distingue des acides métaphosphorique et pyrophosphorique par les caractères suivants :

Il ne précipite pas l'albumine.

Combiné avec les bases, il donne naissance à des phosphates qui précipitent en jaune l'azotate d'argent : ce précipité est soluble dans l'acide azotique et l'ammoniaque.

La solution de sulfate de chaux donne un précipité blanc de phosphate de chaux avec les phosphates neutres ou alcalins, mais non avec l'hydrate.

Le sulfate de magnésie donne un précipité blanc dans les solutions concentrées de phosphates alcalins neutres.

Si à une dissolution d'acide libre ou combiné à un alcali on ajoute du sulfate de magnésie, du sel ammoniac en excès, puis de l'ammoniaque, il se produit un précipité blanc cristallin de phosphate ammoniaco-magnésien, même avec des liqueurs étendues. La réaction la plus caractéristique de l'acide phosphorique tri-hydraté est celle qui se produit en présence du molybdate d'ammoniaque dissous dans l'acide azotique. Cette réaction, qui a été indiquée par MM. Svanberg et Struve, permet de trouver des traces d'acide.

Le précipité jaune que l'on obtient dans cette circonstance contient de l'acide molybdique, de l'ammoniaque et un peu d'eau; un excès d'acide phosphorique, certaines matières organiques, par exemple, l'acide tartrique, empêchent la formation du précipité.

M. Leconte le premier a indiqué un réactif très-sensible, l'acétate d'urane, qui donne un précipité jaune de phosphate d'urane.

Si l'on avait besoin de connaître exactement la quantité d'acide phosphorique contenue dans une substance, on pourrait le doser à l'état de phosphate d'argent ou de pyro-phosphate de magnésie; mais la meilleure méthode est celle qui, indiquée par Leconte et Neubauer, consiste à précipiter l'acide phosphorique par une dissolution titrée d'urane.

Indépendamment des acides phosphoriques et phosphoreux, le phosphore forme encore, avec l'oxygène, l'acide hypo-phosphoreux et deux oxydes de phosphore, l'un rouge et l'autre jaune. Ces deux derniers corps sont peu connus.

Le phosphore réduit un grand nombre de composés oxygénés; il décompose l'eau à une température élevée en s'unissant à ces deux éléments; il réduit un grand nombre de solutions métalliques. On sait qu'il sépare l'or, le cuivre, de leurs solutions, et si on opère à chaud avec une dissolution d'un sel de cuivre, il se produit du phosphure de cuivre, de couleur brune.

Bien que dissous dans les corps gras, le phosphore n'a pas perdu la propriété de brûler à l'air. Homberg, à la fin du dix-septième siècle, a indiqué aux amateurs de fantasmagorie le moyen de simuler des spectres au visage de feu : il suffit de se frotter la figure avec de l'huile dans laquelle on a fait dissoudre $\frac{1}{6}$ environ de phosphore; dans l'obscurité, la face brille de cette lueur blafarde particulière au phosphore, les yeux et la bouche forment des trous noirs au milieu de ce visage lumineux, et cet ensemble est bien propre à glacer d'effroi les gens superstitieux.

Combinaisons du phosphore avec le chlore.

En faisant passer un courant de chlore sec sur du phosphore, on obtient un liquide incolore : c'est le protochlorure, qui, par l'action prolongée du chlore, se change en une masse solide, cristalline, de perchlorure de phosphore.

Ce corps important, exposé à l'air humide pendant longtemps, se liquéfie peu à peu et se convertit en acide chlorhydrique et en un liquide incolore découvert par M. Wurtz, l'oxychlorure de phosphore, dont la formule est $Ph\,O^2\,Cl^3$.

C'est en faisant agir ce corps sur les acides organiques que M. Gerhardt a fait sa belle découverte des anhydrides organiques.

Le phosphore donne, en se combinant avec le brôme, l'iode, le soufre, des combinaisons peu importantes, sauf, cependant, l'iodure de phosphore, qui est un agent de réduction et d'ioduration. C'est en distillant un mélange de ce corps avec la glycérine que MM. Berthelot et de Luca ont obtenu le propylène et le propylène iodé.

Combinaisons du phosphore avec l'hydrogène.

De toutes les combinaisons du phosphore, celles qu'il forme avec l'hydrogène sont, sans contredit, les plus intéressantes, à cause de leurs singulières propriétés.

Dès 1669, Boyle, en cherchant le phosphore, avait remarqué la production d'un gaz spontanément inflammable. En 1793, Gengembre, chimiste français, en faisant bouillir une lessive de potasse caustique avec du phosphore, recueillit un gaz, et ayant reconnu que ce gaz était une dissolution de phosphore dans le gaz hydrogène, il le nomma gaz phosphorique, nom que l'on changea en celui de gaz hydrogène phosphoré. Dans cette opération, les deux éléments de l'eau s'unissent, chacun isolément, au phosphore, et donnent de l'hydrogène phosphoré et de l'acide hypophosphoreux qui s'unit à la potasse.

Le gaz hydrogène phosphoré qui se produit dans cette réaction possède la propriété curieuse de s'enflammer spontanément, et si on le fait dégager sous l'eau chaque bulle de gaz s'enflamme à la surface du liquide et forme une couronne blanche qui s'élargit en s'élevant dans l'air.

On peut répéter cette curieuse expérience en jetant dans un verre plein d'eau quelques morceaux de phosphure de calcium. Comme dans l'expérience de Gengembre, il se produit de l'hydrogène phosphoré qui s'enflamme. Ce singulier gaz perd son inflammabilité, surtout à la lumière, quand on le conserve sous l'eau ou sur le mercure, et il laisse déposer une matière jaunâtre qui n'est autre chose que du phosphure d'hydrogène solide beaucoup plus riche en phosphore que le phosphure gazeux.

Si on décompose par la chaleur l'acide phosphoreux tri-hydraté, il se dégage de l'hydrogène phosphoré, qui ne possède pas la propriété de s'enflammer spontanément. Cette propriété d'inflammabilité spontanée du gaz hydrogène phosphoré varie donc suivant les circonstances dans lesquelles il se forme.

M. P. Thénard a expliqué cette anomalie en montrant que le gaz hydrogène phosphoré devait la propriété de s'enflammer spontanément à la présence dans ce gaz d'une petite quantité de vapeurs d'un phosphure liquide très-inflammable qu'on peut séparer par simple refroidissement du gaz. Cet hydrure, qui se condense à l'état liquide, est très-instable, et, exposé à la lumière, se décompose en hydrogène phosphoré gazeux et en hydrure solide.

Il existe donc trois phosphures d'hydrogène distincts :

Un phosphure jaune solide;

Un phosphure liquide excessivement combustible;

Un phosphure gazeux.

Ces composés ne peuvent pas exister dans la nature, mais ils se produisent spontanément dans les lieux où sont enfouies des matières animales phosphorées, surtout dans les marais et dans les cimetières. Par la décomposition lente de ces substances, des quantités variables de phosphure d'hydrogène, mêlées de phosphure liquide, peuvent prendre naissance, et viennent, en glissant à travers les fissures du sol, s'enflammer à la surface, en produisant ces flammes vacillantes connues sous le nom de feux follets.

Ces vapeurs lumineuses sans chaleur, comme les appelait Newton, qui se montrent surtout l'été dans les endroits où le sol est crevassé, et contient des débris organiques enfouis depuis longtemps, proviennent également de la décomposition lente de ces matières.

Dans les vastes marais de l'Amérique, surtout dans la vallée du Connecticut, ces lueurs passagères sont beaucoup plus fréquentes que dans aucune partie de l'ancien continent.

La phosphorescence des poissons morts, bien connue de tout le monde, est due à l'émission lente d'hydrogène phosphoré produit par la décomposition spontanée de leur laite, matière très-riche en phosphore.

L'action curieuse de l'ammoniaque sur le phosphore a peu fixé l'attention des chimistes. MM. Blondlot et Commaille, qui ont étudié les transformations qu'éprouve ce corps traité par l'ammoniaque, ont remarqué que suivant les circonstances de l'expérience, suivant la concentration de l'ammoniaque, le phosphore se transformait en produits très-différents dont la nature n'est pas encore bien connue.

Combinaisons du phosphore avec les métaux.

Les phosphures, entrevus par Margraff, sont des corps solides, durs, cassants, cristallisables, résultant de la combinaison du phosphore avec les métaux.

Le phosphore peut s'unir directement à un certain nombre de métaux. Avec les métaux alcalins, la combinaison est tellement vive qu'on est obligé de faire intervenir un liquide inactif pour modérer l'action.

Quelques phosphures peuvent être obtenus en décomposant les phosphates par le charbon.

Le phosphure de zinc, que l'on emploie depuis quelque temps en pharmacie, se prépare en faisant arriver sur du zinc en ébullition de la vapeur de phosphore : cette opération doit se faire dans un courant d'hydrogène sec.

Ce corps, inaltérable à l'air humide, se conserve parfaitement.

PRÉPARATION DU PHOSPHORE.

On n'extrait plus aujourd'hui le phosphore que des os des animaux, qui sont formés par un mélange de carbonate calcaire, de sous-phosphate de chaux et de 33 pour 100 environ de matières organiques. La calcination, destinée à détruire la matière animale, laisse comme résidu la matière calcaire qu'on réduit en poudre

On met cette poudre dans un bassin de plomb, et on y ajoute de l'eau pour en faire une bouillie claire; on ajoute alors, par petites parties, et en remuant continuellement, 30 parties d'acide sulfurique ordinaire pour 100 parties de cendres d'os employées.

Une vive effervescence se produit résultant de la décomposition du carbonate de chaux ; d'un autre côté, l'acide sulfurique, en réagissant sur le phosphate de chaux, lui enlève une partie de sa base et le convertit ainsi en phosphate acide de chaux soluble.

L'équation suivante rend compte de la réaction :

$$CaO,\ CO^2 + PhO^5,\ 3\,CaO + 3\,SO^3,\ HO = PhO^5,\ 2\,HO\,CaO$$
$$+ 3\,(CaO,\ SO^3) + CO^2.$$

Au bout de vingt-quatre heures de contact, on jette le tout sur une toile qui retient le sulfate de chaux, tandis que le phosphate soluble s'écoule; on concentre le liquide en consistance sirupeuse; on ajoute à cette solution concentrée le quart de son poids de poudre de charbon de bois; on dessèche bien ce mélange, puis on le calcine dans des cornues de grès que l'on porte lentement au rouge-blanc.

A cette température, les vapeurs de phosphore apparaissent et viennent se condenser dans un récipient refroidi. La théorie de cette opération est très-simple : par la calcination, le phosphate acide se change en métaphosphate :

$$PhO^5,\ CaO,\ 2\,HO = PhO^5,\ CaO + 2\,HO.$$

Ce sel est ensuite décomposé par le charbon, les $\frac{2}{3}$ de l'acide phosphorique sont réduits par le charbon ; il se dégage du phosphore, de l'oxyde de carbone, et on trouve dans la cornue du phosphate tri-basique :

$$3\,(PhO^5,\ CaO) + 10\,C = 2\,Ph + PhO^5,\ 3\,CaO + 10\,CO.$$

Bien que desséché, le mélange de phosphate et de charbon retient toujours un peu d'eau; au rouge, ce liquide est décomposé par le charbon, puis par le phosphore, et il se produit de l'oxyde de carbone, de l'hydrogène carboné, de l'hydrogène phosphoré qui s'enflamment à l'air et dont la combustion sert de guide à l'opérateur.

En résumé, la production du phosphore est le résultat de l'action réductrice du charbon sur l'acide phosphorique du phosphate. Suivant quelques chimistes, cette action ne s'exerce que sur la moitié de l'acide contenu dans le sel calcaire, et alors, après la réaction, au lieu de phosphate tri-basique on trouve comme résidu du pyrophosphate de chaux.

Procédé de Cari-Mantrand.

En 1854, un jeune chimiste, M. Cari-Mantrand a proposé un nouveau mode d'extraction du phosphore beaucoup plus simple, et surtout plus économique. Ce procédé consiste à faire passer un courant de gaz chlorhydrique sur un mélange d'os calcinés et de charbon chauffé au rouge. Il se forme du chlorure de calcium, et l'acide phosphorique, tout entier mis à nu, est aussitôt réduit par le charbon et abandonne le phosphore, qui distille.

Cette curieuse réaction se traduit ainsi :

$$(3\,CaO,\ PhO^5) + 8\,C + 3\,HCl = 8\,CO + 3\,H + 3\,CaCl + Ph.$$

Ce procédé, qui n'est pas encore employé dans l'industrie, a, sur le le procédé de Scheele, l'avantage d'enlever aux os la totalité du phosphore.

Procédé de Wœhler.

On pourrait aussi employer le procédé de M. Wœhler, qui consiste à porter à une température très-élevée un mélange de noir animal, de charbon et de sable quartzeux. L'acide phosphorique est déplacé par la silice, puis réduit par le charbon.

Purification du phosphore.

Le phosphore obtenu par l'une des méthodes précédentes est loin d'être pur.

Dans les laboratoires, on le purifie par distillation : cette opération est très-dangereuse et ne doit se faire qu'à l'abri du contact de l'air dans une atmosphère artificielle d'acide carbonique.

Dans l'industrie, où l'on opère sur de grandes quantités, on le fait fondre dans de l'eau chaude avec du noir d'os qui le décolore, puis, à l'aide d'une forte pression, on le force à passer à travers une peau de chamois, ou mieux, on le filtre à chaud sur une couche épaisse de noir animal, d'où il sort parfaitement incolore.

Le phosphore contient souvent de l'oxyde de phosphore qui le rend rougeâtre et opaque; on l'en débarrasse facilement en l'agitant avec une dissolution de bi-chromate de potasse à laquelle on ajoute un peu d'acide sulfurique. L'oxyde se transforme en acide phosphorique, qui reste au-dessous dans le liquide.

Ainsi purifié, le phosphore est livré au commerce sous forme de bâtons cylindriques de petit diamètre.

On forme ces petits cylindres en aspirant le phosphore fondu dans des tubes de verre légèrement coniques; en se solidifiant dans ces tubes, il se contracte, ce qui permet de le retirer facilement.

Usages du phosphore.

Pendant longtemps le phosphore ne fut pas d'une grande utilité : il ne servait guère qu'aux chimistes pour faire quelques expériences, notamment l'analyse de l'air.

La médecine tirait peu partie de ses propriétés stimulantes du système nerveux, à cause des dangers de son administration.

Le phosphore n'est devenu un agent industriel important que depuis qu'on l'emploie à la préparation des allumettes chimiques, et aussi à la préparation des pâtes phosphorées destinées à empoisonner les rats.

La fabrication des allumettes en absorbe à elle seule 36,000 kilog. par an; l'exportation en enlève 24,000; de sorte que la production annuelle du phosphore, en France, est de 60,000 kilog., dont la valeur s'élève à environ 500,000 francs.

TOXICOLOGIE DU PHOSPHORE.

Le phosphore, qui autrefois offrait si peu d'intérêt au point de vue chimico-légal, puisque jusqu'en 1850 il ne figurait même pas au tableau des substances vénéneuses, occupe aujourd'hui le premier rang parmi les substances toxiques. Depuis quinze ans, les cas d'empoisonnement par le phosphore se sont multipliés avec une effrayante rapidité, et dépassent de beaucoup le chiffre des empoisonnements par l'arsenic.

En consultant les statistiques criminelles, on trouve que de 1853 à 1858 sur 310 empoisonnements poursuivis et jugés en Cour d'assises, 132 ont lieu par des préparations arsénicales, et 74 par le phosphore. De 1858 à 1863, 205 crimes par empoisonnement sont commis, et l'on en trouve 40 par l'arsenic, et 86 par le phosphore.

Enfin, de 1863 à 1868, sur un total de 169 empoisonnements, on voit le chiffre des empoisonnements par l'arsenic tomber à 28, tandis que le nombre des empoisonnements par le phosphore s'élève à 68.

Quelles sont donc les circonstances qui ont amené cette augmentation rapide dans le nombre des empoisonnements par le phosphore? En premier lieu, il faut placer l'usage des allumettes chimiques si répandu aujourd'hui, puis l'emploi fréquent des pâtes phosphorées pour la destruction des animaux nuisibles, qui ont mis à la portée de tout le monde, une substance dont les propriétés vénéneuses ne sont plus ignorées de personne. Si, à ces empoisonnements dont le nombre menace de s'accroître, on ajoute les accidents nombreux tels que suicides, empoisonnements accidentels, incendies, sans compter la terrible maladie à laquelle sont exposés les ouvriers qui travaillent à la fabrication des allumettes chimiques, l'on s'étonne que l'on ait en vain réclamé la prohibition de ces dangereuses allumettes, alors que l'industrie pouvait fabriquer des allumettes, soit avec le phosphore rouge, soit sans phosphore, dont l'innocuité était reconnue.

Action toxique du phosphore.

Le phosphore a été rangé pendant longtemps dans la classe des poisons irritants. Ce corps mis en contact avec les tissus de l'économie, peut en effet déterminer des lésions locales graves, parmi lesquelles je dois citer la nécrose des maxillaires. Mais à cette première période de l'empoisonnement, succède une action funeste sur les centres nerveux, action déprimante qui se produit dès qu'il s'est répandu dans tout l'organisme par voie d'absorption; de là, le nom de poison hyposthénisant que lui a donné M. Tardieu, pour le distinguer des poisons irritants proprement dits, tels que l'acide sulfurique.

Contrepoison du phosphore.

Jusqu'à ces derniers temps, on ne connaissait pas de contrepoison du phosphore, et la seule indication qu'on cherchait à remplir, consistait à évacuer le poison, le plus rapidement possible.

Dernièrement, M. Personne a proposé l'essence de térébenthine, comme antidote du phosphore.

On savait que l'essence de térébenthine et les autres carbures analogues, faisaient perdre au phosphore la propriété de luire dans l'obscurité, et l'empêchaient de s'oxyder. De même dans quelques fabriques d'allumettes en Angleterre, les ouvriers se mettent à l'abri des accidents produits par les vapeurs du phosphore, en portant suspendu au devant de la poitrine, un petit flacon contenant de l'essence de térébenthine.

Partant de ces simples données, M. Personne a entrepris une série d'expériences sur des chiens; et des résultats obtenus, il a conclu que l'essence de térébenthine, était un antidote très-efficace du phosphore.

Comment l'essence de térébenthine agit-elle dans ces circonstances? Probablement en empêchant le phosphore de s'oxyder aux dépens des éléments du sang, et lui permet de s'éliminer sans avoir produit de désordres dans l'économie.

M. Personne conseille la dose de 10 à 15 grammes, émulsionnée avec un jaune d'œuf, ou même pure. Car ce qu'il faut surtout chercher, c'est une absorption rapide qui puisse entraver le plus promptement possible, l'action toxique du phosphore.

Recherche du phosphore.

En raison de la fréquence des empoisonnements produits par le phosphore, le chimiste est souvent appelé à constater la présence de ce corps dans des aliments, ou dans les organes même des individus empoisonnés.

La recherche de ce poison présente quelquefois des difficultés sérieuses, trois cas peuvent se présenter : 1° les matières contiennent encore des traces de phosphore libre ; 2° tout le phosphore s'est transformé en acides phosphoreux et phosphorique ; 3° si l'autopsie n'a eu lieu que longtemps après la mort, ou si les matières sont restées exposées au contact de l'air, l'oxydation du phosphore a pu être complète, et on ne retrouve plus alors que de l'acide phosphorique.

Si dans les premiers cas, le chimiste peut arriver à une conclusion affirmative, il n'en est plus de même dans le dernier cas.

La présence de l'acide phosphorique n'est point une preuve de l'empoisonnement par le phosphore, car tous nos organes, nos tissus, tous nos aliments ordinaires, contiennent des quantités notables de phosphates alcalins et terreux, et notamment des phosphates de soude et de chaux. Il faut alors déterminer exactement la quantité d'acide phosphorique contenue dans les matières suspectes, et la comparer à celle que donnent des substances identiques, provenant de sujets non empoisonnés. L'on voit combien dans ce cas la conclusion est délicate.

L'expert doit donc s'efforcer de retrouver le phosphore en nature, et c'est en cela que réside toute la difficulté des recherches.

Examen des matières suspectes.

Lorsque le chimiste est appelé pour constater la présence du phosphore dans des organes ou dans des aliments, il doit s'assurer avant tout, si la présence du phosphore ne se trahit pas par son odeur alliacée si connue, et par les lueurs phosphorescentes si caractéristiques, qu'il répand dans l'obscurité. Pour cela, il se placera dans un lieu obscur, et examinera attentivement les matières suspectes, en les agitant doucement au contact de l'air : c'est surtout dans l'empoisonnement par le phosphore, que l'examen attentif des organes et matières suspectes, est de la plus grande utilité. L'examen à l'œil nu, et mieux à la loupe, permet quelquefois de reconnaître des bouts d'allumettes, des fibrilles de bois encore empreintes de phosphore ou de soufre que l'expert doit conserver avec soin comme pièce à conviction.

Si les matières ne renferment que des traces de phosphore impossibles à distinguer à l'œil nu, il faut alors recourir à un procédé plus exact, qui permette d'isoler le corps du délit.

Beaucoup de procédés ont été proposés.

Emploi du sulfure de carbone, et modification de Réveil.

Mettant à profit la solubilité du phosphore dans le sulfure de carbone, des chimistes ont recommandé d'agiter les matières avec ce liquide employé en excès.

Après quelque temps de contact, on sépare le sulfure de carbone, on le filtre, on l'évapore sous l'eau à une douce chaleur, et le phosphore reste dans l'eau sous forme de flocons. Ce procédé offre des inconvénients, lorsque les matières sont humides, ce qui est le cas général, le sulfure de carbone les mouille difficilement. et on peut craindre que le phosphore échappe à l'action du dissolvant.

M. Réveil a proposé de dessécher les matières. avant de les traiter par le sulfure de carbone. Mais le phosphore peut s'oxyder pendant cette opération, et d'ailleurs le sulfure de carbone, dissout une grande quantité de matières grasses, qui masquent la présence du phosphore, ce qui constitue un inconvénient grave de ce procédé.

Procédé de M. Meurin.

M. Meurin profite également de la solubilité du phosphore, et c'est à l'éther bouillant qu'il donne la préférence. Il place la dissolution éthérée dans un flacon, puis y verse une dissolution de sulfate de cuivre ou d'azotate d'argent, il agite le tout, et s'il y a du phosphore il se forme un précipité noir de phosphure d'autant plus abondant, que la quantité de phosphore contenue dans les matières est plus grande ; ce procédé permet de reconnaître de faibles quantités de phosphore.

Procédé de Lipowitz.

On a conseillé également d'employer une méthode indiquée par Lipowitz, qui consiste à faire digérer les matières avec des morceaux de soufre. Le phosphore forme avec le soufre une combinaison qui possède la propriété de luire dans l'obscurité ; ce procédé qui réussit bien quand il s'agit de séparer de grandes quantités de phosphore, est tout à fait insuffisant pour en déceler des traces.

Procédé de M. Scherer.

M. Scherer a indiqué un moyen qui permet de reconnaître rapidement la présence de traces de phosphore dans des matières. On prend un peu de ces matières qu'on délaye dans de l'eau acidulée avec de l'acide sulfurique ; on introduit ce mélange dans un petit ballon qu'on ferme avec un bouchon auquel on a suspendu une bandelette de papier à filtre blanc trempé dans une solution de nitrate d'argent ; on chauffe à 30 ou 40°, si le papier ne change pas de couleur, c'est qu'il n'y a pas de phosphore libre dans les matières, car des traces de ce corps, colorent en noir la bande de papier, en réduisant le sel d'argent.

La réaction terminée, on fait bouillir avec de l'eau la partie noircie du papier, et on pourra dans le liquide reconnaître la présence de l'acide phosphorique.

Il ne faut pas oublier que la coloration noire des sels d'argent peut être produite par l'hydrogène sulfuré, l'acide formique et certains produits volatils, de même que la présence de l'acide phosphorique dans la bande de papier, n'aura de valeur qu'autant qu'on aura démontré préalablement, que le papier à filtre employé ne contenait pas de traces de cet acide.

Méthode de Mitscherlich.

Comme les lueurs que répand le phosphore sont le moyen le plus net de s'assurer qu'il n'est pas oxydé, on peut employer la méthode proposée par Mitscherlich, elle est excellente et d'une rigueur irréprochable.

On délaye la matière suspecte dans de l'eau distillée, acidulée avec de l'acide sulfurique; cet acide a pour but de saturer l'ammoniaque qui s'opposerait à la phosphorescence, puis on introduit cette bouillie dans un ballon qui communique au moyen d'un tube avec un serpentin en verre, fixé au milieu d'un réfrigérant constamment refroidi par un courant d'eau froide.

L'extrémité inférieure du serpentin débouche dans un petit flacon qui sert de récipient.

On porte le liquide du ballon à l'ébullition, les vapeurs d'eau entraînent des vapeurs de phosphore, et en plaçant l'appareil dans l'obscurité, on observe continuellemeut une phosphorescence très-nette à la partie supérieure du serpentin, à l'endroit où les premières vapeurs se condensent.

Il importe dans cette expérience, de placer l'appareil dans un lieu complétement obscur, afin d'écarter toute illumination accidentelle des tubes de verre. Un bon moyen consiste à entourer le refrigérant de papier noir, dans lequel on ménage une petite ouverture qui permet d'observer les lueurs qui se produisent dans l'intérieur.

Avec 150 gr. d'une matière qui ne renfermait que 1 milligr., 5 de phosphore, par conséquent $\frac{1}{100000}$ du poids total, la phosphorescence n'a pas cessé, pendant tout le temps qu'a duré la distillation de 90 gr. de liquide, environ une demi-heure, et même Mitscherlich ayant alors interrompu l'expérience, et laissé le ballon ouvert pendant 15 jours, puis reprenant la distillation, vit la lueur se produire de nouveau, sans être pour ainsi dire affaiblie; ces résultats montrent la sensibilité extrême de cette méthode.

Nous avons vu que certaines substances, l'alcool, l'éther, l'essence de térébenthine, empêchaient la phosphorescence ; comme ces substances sont très-volatiles, elles disparaissent rapidement, et ne retardent que momentanément l'apparition des lueurs, pourtant l'essence de térébenthine l'empêche d'une manière continue.

Si les matières soumises à la distillation contenaient d'assez notables proportions de phosphore, on trouve dans le liquide condensé des grains de phosphore ; 150 gr. d'une matière contenant 20 milligr. de phosphore, fournirent à Mitscherlich assez de globules de phosphore, pour que la dixième partie en fût suffisante pour caractériser nettement leur nature.

Ce liquide agité dans l'obscurité devient phosphorescent dans toute sa masse, répand une odeur alliacée et possède une réaction acide. En effet, une partie du phosphore, en s'oxydant au contact de l'air, pendant la distillation est passé à l'état d'acide phosphoreux ou phosphorique.

L'expert séparera d'abord du liquide les grains de phosphore qu'il conservera avec soin : puis s'assurera de la présence de l'acide phosphoreux dans le liquide, avec une solution de nitrate d'argent ou d'azotate de protoxyde de mercure, qui surtout à chaud donneront un dépôt noir d'argent ou de mercure métallique, et avec un excès de bichlorure de mercure, il se formera au bout d'un certain temps à froid. et de suite à chaud, un précipité de protochlorure.

Enfin, la présence de l'acide phosphorique qu'il sera facile de reconnaître, n'aura de valeur que si la distillation s'est accomplie sans soubresauts et sans projection des matières contenues dans le ballon, qui pouvaient contenir des phosphates.

En résumé, la méthode de Mitscherlich, à son extrême sensibilité, joint l'avantage de permettre à l'expert de contrôler le phénomène de la phosphorescence, par l'examen du liquide condensé.

Si la quantité de phosphore contenue dans les matières était très-petite, il pourrait se faire qu'il s'oxydât complétement par suite de l'accès de l'air dans l'appareil. Il est préférable dans ce cas, de chasser l'air par un courant d'acide carbonique.

Quand tout l'air est expulsé, on chauffe, et le phosphore ne pouvant plus s'oxyder, distille et vient se condenser sous forme pulvérulente dans le liquide du récipient, où sa présence sera facile à reconnaître.

Frésénius proposait, dans ce cas, de distiller le phosphore après avoir chassé l'air, et de recueillir les produits volatils dans une solution de nitrate d'argent.

Le phosphore libre, s'il y en avait, réduisait le sel d'argent, et produisait du phosphure d'argent noir insoluble et de l'acide phosphorique; mais comme d'autres substances peuvent produire le même résultat, ce procédé a été abandonné.

Recherche de l'acide phosphoreux.

Il peut arriver que le phosphore soit transformé, en totalité ou en partie, en acide phosphoreux ou en un mélange d'acide phosphoreux et d'acide phosphorique; alors le procédé de Mitscherlich n'est plus applicable.

Le liquide recueilli dans l'estomac et filtré aura une réaction franchement acide et donnera les réactions de ces deux acides.

Nous savons que la présence de l'acide phosphorique est peu probante au point de vue chimico-légal; mais il n'en est pas de même de la présence de l'acide phosphoreux, facile à reconnaître par ses réactions, qu'on ne recontre jamais dans l'économie.

Procédé de Dusart perfectionné par Blondlot.

M. Dusart, qui a montré que le phosphore, les acides phosphoreux et hypophosphoreux, introduits dans un appareil de Marsh, communiquent à la flamme une magnifique couleur vert-émeraude.

Cette propriété a été mise à profit pour la recherche du phosphore dans les cas d'empoisonnement.

M. Blondlot a montré les causes d'erreur de cette méthode en même temps qu'il a indiqué les moyens d'y remédier.

Pour empêcher la coloration jaune de la flamme de l'hydrogène pur, produite par la soude du tube à dégagement, coloration qui masque la couleur verte de la flamme de l'hydrogène phosphoré, M. Blondlot termine le tube par un petit bec en platine.

On peut également éviter cette coloration jaune en se servant d'une disposition ingénieuse, qui consiste à plonger dans une cuve à mercure le tube à dégagement, préalablement recourbé, puis à faire affleurer à la surface du métal la pointe ouverte du tube : la flamme est ainsi séparée du verre par le ménisque formé par le mercure.

Une autre remarque non moins importante de M. Blondlot est relative à l'influence de la lumière sur la coloration de la flamme. Ainsi, une flamme verte dans l'obscurité perd sa coloration à la lumière solaire; aussi doit-on opérer, sinon à l'obscurité, au moins dans un lieu sombre.

M. Blondlot a également constaté qu'un grand nombre de principes organiques, l'alcool, l'éther, les essences, les matières protéiques, les matières complexes que l'on rencontre habituellement dans le tube digestif, apportaient un obstacle à la manifestation du phénomène. Pour surmonter cette difficulté, M. Blondlot s'attache à fixer le phosphore que contiennent ces substances sur un métal, de manière à former un phosphure, qui, introduit dans l'appareil de Marsh, produira de l'hydrogène phosphoré.

A cet effet, on introduit les matières suspectes dans un appareil qui dégage de l'hydrogène pur.

Il se forme de l'hydrogène phosphoré que l'on fait passer dans une solution de nitrate d'argent; il se produit un précipité noir de phosphure d'argent et de l'acide phosphorique; on jette le tout sur un filtre, on recueille le précipité, et on l'introduit dans un second appareil de Marsh qui donne de l'hydrogène pur, puis on enflamme le gaz. On examine la flamme dans l'obscurité; si elle est incolore, si on n'aperçoit pas dans l'intérieur un cône vert, ni coloration verte, lorsqu'on l'écrase avec un corps froid, une soucoupe de porcelaine, par exemple, c'est que l'hydrogène est pur et que les matières ne contenaient ni phosphore libre, ni acide phosphoreux, car des traces de l'un ou l'autre de ces corps suffiront pour donner à la flamme une magnifique coloration vert-émeraude.

Si les matières contenaient des quantités assez fortes de phosphore, en écrasant la flamme avec une soucoupe de porcelaine, on obtient des taches jaunes rougeâtres de phosphore rouge. Ces taches, que l'on pourrait confondre avec les taches arsénicales, s'en distinguent facilement : il suffira de les transformer en acide phosphorique, qui, saturé par l'ammoniaque, donnera un précipité jaune avec le nitrate d'argent.

Cette dernière méthode a permis à Frésénius de retrouver nettement le phosphore dans une grande quantité de sang corrompu contenant seulement le bout phosphoré d'une allumette. Cette sensibilité montre les avantages que peut offrir ce procédé ; dans le cas où le phosphore primitivement contenu dans les matières étant oxydé, la méthode de Mitscherlich est alors impuissante à décéler sa présence.

Méthode de l'analyse spectrale.

MM. Christophe et J. Beilstein ont cherché à appliquer l'analyse spectrale à la recherche du phosphore. Ils ont constaté que la flamme de l'hydrogène, colorée en vert par le phosphore, donnait au spectroscope trois raies vertes.

Ce nouveau moyen est trop incertain pour les expertises médico-légales, car le thallium, métal récemment découvert par M. Lamy, ainsi que le baryum, donnent également des raies vertes qui ne pourront être distinguées que par leur position.

CONCLUSION.

De tous ces procédés, le meilleur est sans contredit, celui de Mitscherlich : car indépendamment de son extrême sensibilité, il permet au chimiste d'isoler le phosphore, et d'offrir ainsi la preuve matérielle de l'empoisonnement.

Malheureusement ce procédé, si sensible et si exact, ne donne plus aucun résultat quand le phosphore, en vertu de sa puissante affinité pour l'oxygène, s'est transformé en acides phosphoreux et phosphorique. Dans ce cas, la méthode de Dusart et Blondlot permet de reconnaître facilement l'acide phosphoreux, indice aussi certain de l'empoisonnement que la présence du phosphore; car cet acide ne se rencontre jamais dans l'économie.

Ces deux méthodes suffisent aux besoins de la toxicologie; et le plus souvent la méthode de Mitscherlich seule permet à l'expert de reconnaître et d'affirmer avec certitude la présence du phosphore dans les matières suspectes.

Vu, bon à imprimer,

Le Directeur de l'École de pharmacie,

BUSSY.

Vu et permis d'imprimer,

Le Vice-Recteur de l'Académie de Paris.

A. MOURIER.

www.ingramcontent.com/pod-product-compliance
Ingram Content Group UK Ltd.
Pitfield, Milton Keynes, MK11 3LW, UK
UKHW020221200726
13856UKWH00004B/1547